AF377307

DU POULS

CHEZ

LES TUBERCULEUX

PAR

CAMILLE HENRY

DOCTEUR EN MÉDECINE DE LA FACULTÉ DE PARIS

PARIS

IMPRIMERIE DE LA FACULTÉ DE MÉDECINE

HENRI JOUVE

15, rue Racine, 15

—

1892

DU POULS

CHEZ

LES TUBERCULEUX

PAR

CAMILLE HENRY

DOCTEUR EN MÉDECINE DE LA FACULTÉ DE PARIS

PARIS

IMPRIMERIE DE LA FACULTÉ DE MÉDECINE

HENRI JOUVE

15, rue Racine, 15

1892

A MON PÈRE ET A MA MÈRE

A MA SŒUR

A MES PARENTS ET AMIS

A MES MAITRES DANS LES HOPITAUX DE PARIS.

A MON PRÉSIDENT DE THÈSE

MONSIEUR LE PROFESSEUR PETER

INTRODUCTION

C'est en suivant les visites hospitalières de notre maître, M. le Dr L. Faisans, que nous a été suggérée l'idée de faire notre thèse sur le Pouls chez les Tuberculeux. Certes, depuis les mémorables travaux de Laënnec sur la Phtisie, il n'est peut-être pas de question en médecine qui ait excité à un plus haut point la sagacité de ses successeurs. Il suffit de citer parmi eux les noms de Morgagni, Louis, Andral, Grisolle et, plus récemment, ceux de Villemin, de MM. les professeurs Potain, Jaccoud, Peter, Grancher, qui, tous, sont venus apporter leur intelligence et leur travail au service de la solution de cette importante question de la Phimie.

Si nous considérons encore que les observations de Galien sur le pouls ont été vérifiées et complétées par Solano, Bordeu, Nihell, Cox, Fouquet, Monneret, Marey, Lorrain, Ozanam, nous sommes amenés à reconnaître, en commençant notre travail, que notre courte expérience suffira à peine pour suivre de loin le sillon tracé par nos devanciers.

Est-ce à dire cependant que nous allons demander à l'artère radiale plus que ce qu'elle peut donner ? Pourrons nous trouver, au simple examen clinique du Pouls, quelque minutieux qu'il puisse être, un symptôme certain de Tuberculose : autrement dit pourrons-nous cliniquement définir le Pouls Tuberculeux ? Non, mais chez des phtisiques avérés, voire même chez des malades où le diagnostic était encore incertain, nous avons cru trouver, à l'examen de leur pouls, des symptômes assez curieux et assez constants pour qu'il nous soit permis de les relater dans une thèse.

Nos recherches faites dans la littérature médicale viendront confirmer une grande partie de nos assertions.

Décrire les caractéres cliniques du pouls, que nous avons trouvés chez la plupart des tuberculeux, parler, au sujet de sa fréquence, des crises de tachycardie symptomatiques de tuberculisation pulmonaire, montrer ses rapports avec la température ; tracer ensuite le tableau des troubles du cœur, surtout ceux d'ordre dynamique, que la bacillose entraîne avec elle pour arriver à leur pathogénie et à leur traitement, tel est, en quelques lignes, le sujet que nous allons traiter.

Nous passons volontairement sous silence l'étude sphygmographique de la pulsation artérielle chez les tuberculeux. Entrer dans cette voie, en effet, c'était étudier avec les appareils dont dispose le physiologiste, l'état de la tension artérielle, la force de l'impulsion cardiaque, en résumé un bon nombre de problèmes qui nous auraient éloigné de notre premier plan.

Mais hâtons-nous d'adresser nos meilleurs remerciements à M. le Dr Faisans, qui a bien voulu s'intéresser à nous et, partant, nous faciliter le travail. Nous espérons plus tard, dans notre mesure, tirer parti des leçons si pleines de bon sens pratique que notre maître enseignait tous les jours.

Que nos maîtres dans les hôpitaux, MM. Humbert, Tillaux, Quénu, Pinard, Peter, Aud'houi, Gilbert, veuillent bien accepter le témoignagne de notre reconnaissance.

M. le professeur Peter nous fait l'honneur d'accepter la présidence de notre thèse, nous l'en remercions sincèrement.

HISTORIQUE

Continuateurs des idées de Galien qui, dans ses quatre Traités du Pouls, en avait défini les caractères, ses successeurs, et parmi eux Solano, Bordeu, jusqu'à Landré-Beauvais, avaient décrit dans leurs ouvrages le pouls des phelgmasies, le pouls critique, le pouls d'irritation, le pouls supérieur. D'aucuns même avaient admis des subdivisions qu'il serait hors de propos de vouloir discuter aujourd'hui.

Cependant Double, dans son Traité de Séméiologie Générale, paru en 1817, tout en reconnaissant l'importance des signes tirés du pouls, surtout pour donner des idées claires sur l'état des forces vitales, semble vouloir se détacher des doctrines émises jusqu'alors.

Mais il faut arriver jusqu'en 1861, époque à laquelle Monneret, dans son Traité de Pathologie Générale, remettant la question sur le terrain purement clinique, émit cette opinion à savoir que les modifications réelles offertes généralement par le pouls portent :

1° Sur le nombre des pulsations artérielles;

2° Sur le degré d'amplitude de la diastole;

3° Sur l'accroissement ou l'affaiblissement de la contractilité des artères agissant en vertu de leur vitalité propre ;

4° Sur le rythme.

Telles sont, actuellement encore, les modalités pathologiques admises par les cliniciens au sujet des troubles de la circulation artérielle. Toutefois, parmi ces modalités, deux surtout ont une valeur importante en séméiologie : ce sont la fréquence du pouls et son rythme.

Depuis que nous avons entrepris des recherches sur cette question, nous avons pu, bien des fois dans les services, examiner le pouls des Tuberculeux toujours nombreux dans les hôpitaux. Il serait trop long de relater en détail toutes les observations qui viendront corroborer nos lectures, aussi nous contenterons-nous de mentionner celles qui nous paraissent offrir l'intérêt clinique le plus saillant.

En suivant la division de Monneret, nous nous occuperons d'abord du nombre des pulsations artérielles chez les tuberculeux, et nous rattacherons à ce chapitre deux questions :

1° Le diagnostic différentiel entre les Crises de tachycardie paroxystique que nous établirons symptomatiques de la tuberculose avec les Crises de tachycardie paroxystique essentielle ;

2° Les rapports du Pouls et de la Température.

De la fréquence du Pouls chez les Tuberculeux.

L'onde produite dans la colonne sanguine par la systole cardiaque se renouvelle physiologiquement soixante-dix fois par minute chez l'homme sain. Mais la moindre infraction à cet état normal, une marche rapide, un effort, la digestion, le travail intellectuel, une inquiétude, peuvent modifier le nombre des impulsions cardiaques.

Ces modifications subies par le pouls se retrouvent plus fréquemment encore dans un organisme malade, car de toutes les fonctions, la circulation est sûrement celle dont les dérangements se trouvent solidaires du plus grand nombre de maladies. Depuis les plus graves jusqu'à celles dont le malade n'a pas conscience, toutes se traduisent par des troubles de l'appareil circulatoire.

Diverse dans ses formes, diverse aussi dans ses périodes, la tuberculose se trouve au premier plan parmi les affections aiguës ou chroniques, qui peuvent occasionner des désordres semblables à ceux que nous venons de signaler. Les auteurs qui ont traité la question sont unanimes à reconnaître que la bacillose entraîne toujours avec elle une accélération du pouls. Mais dire que la diastole artérielle est accélérée, n'est-ce pas dire en même temps que la systole cardiaque est, elle-même, également fréquente ?

Auscultons le cœur d'un phimateux à pouls fréquent : une hypertroprophie cardiaque, une péricardite, ou bien une lésion valvulaire concomitante pourra parfois nous expliquer l'origine de cet éréthisme. Mais que de fois aussi, avec la tuberculose commençante, ou bien à cette période que nous appelons, faute de mieux, prétuberculeuse, nous trouverons-nous en face de troubles purement dynamiques !

MM. les professeurs Peter et Germain Sée ont étudié, dans l'intervalle des palpitations, cette accélération des battements cardiaques, et c'est en considérant ces troubles physiques de la circulation chez les tuberculeux que le Dr Fox-Wilson, dans un travail important, insiste sur ce fait à savoir que chez un malade à forme aiguë ou chronique, l'accélération de la diastole artérielle est presque invariablement observée quand la maladie est progressive. Dans ce cas, dit-il, alors même que la maladie offre tous les caractères de la bénignité, on peut observer, aussi bien le matin que le soir, un pouls qui peut aller jusqu'à 140 pulsations. Telle n'est cependant pas la moyenne, et si d'aucunes fois, on a vu dans des cas graves le pouls tomber au-dessous de 70, on peut dire, d'une façon générale, que la diastole artérielle oscillait entre 80 et 90 pulsations, tandis qu'elle dépassait toujours 100 toutes les fois que la maladie prenait une forme rapide.

Considérant ensuite les variations du pouls dans la journée, il montre, dans plusieurs tableaux, que parmi les cas où il lui a été donné d'observer des pulsations très fréquentes (entre 120 et 140), le plus grand nombre s'est trouvé dans la matinée, et ses observations sont ici d'accord avec celles du Dr Smith.

Bien que n'ayant pas à notre actif des statistiques comme celles du Dr Fox-Wilson, nous avons pu, bien souvent, examiner des pouls de malades qui nous permettent de confirmer ses recherches. Nous croyons cependant devoir faire une restriction en ce qui concerne la moyenne plus élevée des pulsations artérielles du matin.

Chez la plupart des malades que nous avons observés, la fréquence du pouls, essentiellement liée à la marche de la maladie, était accrue tantôt le matin, tantôt le soir, selon qu'une cause physique ou morale était venue réagir à un de ces moments sur leur système nerveux.

Nous croyons donc pouvoir nous résumer en disant que la fréquence du pouls chez les tuberculeux, variable en intensité, est généralement en rapport avec l'évolution de la maladie. Presque toujours au-dessus de la normale, elle peut osciller entre 80 et 140 pulsations à la minute. Au point de vue du pronostic, le tuberculeux qui, dès le début, présente d'une façon continue de fréquentes pulsations artérielles est, dans la plupart des cas, rapidement condamné.

De la
Tachycardie paroxystique symptomatique
de Tuberculose Pulmonaire.

Nous établissions dans la précédente étude que le pouls, chez la majorité des tuberculeux, oscillait entre 90 et 110 pulsations. Bien souvent aussi, chez des malades de la première ou de la seconde période, cette accélération du pouls n'était accompagnée d'aucune température fébrile, ce qui revient à dire que ces tuberculeux sont des tachycardiques, et nous dirons des tachycardiques permanents.

Certains de ces malades ont en même temps des palpitations douloureuses d'une moyenne intensité, mais à côté d'eux nous avons recueilli plusieurs observations de tuberculeux qui, généralement sans température fébrile, étaient sujets à des crises simulant l'angine de poitrine. Ces crises avaient cependant un caractère particulier : dans l'angor pectoris, malgré l'imminence de la suffocation, l'auscultation de la poitrine ne fait entendre aucun bruit anormal, les battements du cœur sont normaux ou ralentis ; tandis que chez nos tuberculeux, l'inspection seule de la région précordiale suffisait presque pour se rendre compte de l'accélération et de la force énormes des battements cardiaques. Prenait-on en même temps le pouls de ces malheureux aux couleurs livides, c'est à peine s'il était perceptible et il restait incomptable pendant la durée de la crise.

Mais qu'est-ce à dire chez de tels malades sinon qu'ils étaient en proie à de véritables crises de tachycardie paroxystique.

Or, depuis les travaux de Bouveret complétés par MM. Debove, Huchard, Faentzel et bien d'autres pathologistes, on est d'accord pour appeler tachycardiques essentiels paroxystiques des malades chez lesquels on ne trouve aucun stigmate hystérique pas plus que la moindre trace d'une des névroses connues. L'examen le plus minutieux des organes ne dévoile, en général, rien qui puisse expliquer chez eux les crises auxquelles ils sont sujets.

De durée variable et survenant à des intervalles plus ou moins éloignés avec une accalmie parfaite en dehors d'elles, ces crises sont caractérisées surtout par une accélération énorme des battements du cœur et un abaissement non moins considérable de la pression artérielle, très peu ou pas de fièvre, du rétrécissement pupillaire, de l'oligurie jointe à l'azoturie et comme complications imminentes l'œdème des membres, l'asystolie et la mort subite.

Bouveret a appelé une pareille affection tachycardie

paroxystique puisqu'elle revient par accès et essentielle, car aucune lésion ne permet d'expliquer de tels
phénomènes, bien que l'intermittence semble indiquer
un trouble fonctionnel durable.

Pour M. le Professeur Debove, c'est une névrose non
pas du pneumagastrique, mais bulbaire ou bulbo-
spinale.

Nous n'avons guère vu signaler dans la littérature
médicale ces crises de tachycardie paroxystique
symptomatiques de tuberculose pulmonaire, sauf une
de Traube, relatée dans la thèse du Dr Larcena.
Cependant, chez plusieurs des malades qui font le
sujet de nos observations, nous avons pu trouver le
tableau que nous retracions plus haut, celui-là même
qui ressemble si bien aux crises de tachycardie paroxystique essentielle. Or, presque toujours dans nos cas, la
lésion bacillaire du poumon a été facilement reconnais-
sable. Mais plaçons-nous devant un phimateux au
début de son affection : le clinicien est appelé pour ce
seul fait à savoir que le malade éprouve, tous les
quinze jours par exemple, des crises de suffocation
semblables à celles que nous signalions.

Eh bien, on ne doit pas alors se hâter de parler de
Tachycardie essentielle, car à ce moment, le malade
pourrait tirer d'excellents bénéfices d'un traitement
anti-tuberculeux.

Qu'on nous permette, à ce sujet, de citer le cas suivant : un homme d'une trentaine d'années souffrait
depuis deux ans environ de crises de tachycardie survenant tous les quinze jours, moins souvent même,

2.

qu'il mettait sur le compte du tabac ou d'excès de ce genre ; il toussait quelque peu, mais n'avait rien en dehors de ces crises. Un an après le début des accès, l'auscultation ne donna que des signes très incertains de lésion pulmonaire. Le malade était obligé de suspendre son travail il y a cinq mois, et le médecin appelé auprès de lui le trouvait porteur de cavernes qui ne laissaient plus aucun doute sur le compte de son affection.

Aussi, grâce aux observations recueillies, croyons-nous pouvoir dire, non seulement que beaucoup de tuberculeux sont tachycardiques permanents, ce que M. le Dr Huchard avait indiqué dans sa classification des tachycardies dans les maladies chroniques, mais encore qu'il peut exister, chez certains d'entre eux, des crises de tachycardie paroxystique symptomatiques de lésions tuberculeuses pulmonaires. Ces crises sont importantes à connaître pour le clinicien, et surtout dans la tuberculose au début, elles peuvent donner d'utiles renseignements, soit pour porter le diagnostic ou bien encore pour prescrire un traitement.

Rapports du Pouls et de la Température chez les Tuberculeux.

C'est avec intention que dans les précédents chapitres nous n'avons parlé que de la fréquence de la diastole artérielle. Mais une pareille étude serait incomplète si nous passions sous silence la corrélation qui existe entre cette diastole et la température. Le fait a d'autant plus d'importance que c'est là une des questions intéressantes de l'histoire du pouls chez les tuberculeux.

D'une façon générale, on sait que dans les pyrexies la fréquence du pouls est en rapport avec le degré de température. Est-il besoin de donner des exemples ? Prenons les fièvres éruptives, la scarlatine surtout, ou bien la fièvre typhoïde, la pneumonie. Presque toujours, car rien n'est absolu en clinique, le médecin trouve exacte la corrélation entre l'hyperthermie et l'éréthisme circulatoire. Aussi plusieurs auteurs, Spring entre autres, ont-ils pu établir une échelle comparative entre la température et le pouls.

Pour Spring :

100 pulsations correspondent à 38°75 centigrades.
110   —   —   39°25   —
120   —   —   40°   —

Or, le clinicien est tellement habitué à voir ce rapport exister, tout au moins d'une façon approximative, qu'il tire généralement un pronostic ou une indication thérapeutique du manque de corrélation de ces symptômes. Pour la dothiénentérie par exemple, Liebermeister, après de nombreuses constatations cliniques, s'est cru en droit de taxer d'un pronostic fâcheux le malade chez lequel un pouls au-dessus de 130 pulsations correspondait à 38 ou 39 degrés de température.

Eh bien, ce que Liebermeister indique au point de vue du pronostic pour la fièvre continue, Lasségue l'enseignait à ses élèves (M. le Dr Faisans était du nombre) dans certains cas de diagnose tuberculeuse. Lorsqu'il était en présence d'un malade aux pâles couleurs, ordinairement une jeune fille, chez laquelle le diagnostic entre tuberculose commençante et chloro-anémie était en suspens, pour si peu que l'auscultation indécise ou l'hérédité lui donnât lieu de soupçonner la phémie, son diagnostic était confirmé quand il trouvait, à plusieurs reprises, la malade sans température fébrile avec un pouls au-dessus de 90 pulsations.

Sans entrer encore dans le terrain pathogénique, disons que le Dr A. Rigal, pour expliquer la fréquence du pouls sans corrélation avec le degré thermique, fait intervenir l'excitabilité propre à l'appareil nerveux du cœur, et une sensibilité spéciale de cet appareil à l'ac-

tion de certains poisons morbides. Nous verrons plus
loin ce que les nouvelles doctrines microbiennes nous
permettent d'accepter de ces hypothèses.

Toutefois, ce qui nous a toujours frappé chez les
tuberculeux pyrétiques, c'est que, à quelque période de
la maladie que nous les ayions surpris, leur pouls,
aussi bien celui du matin que celui du soir, n'était
presque jamais en rapport normal avec la température.
Et nous ne nous trouvions cependant pas devant des
malades atteints d'asphyxie suffocante aiguë de Graves,
pas plus qu'auprès de bacillaires à la période ultime,
auxquels cas, comme l'écrit M. le Professeur Peter,
l'importance hématosante du poumon tuberculeux
amène une surcharge d'acide carbonique dans le sang
artériel et, partant, une accélération énorme du pouls
avec une température souvent hypothermique.

Voici d'ailleurs, prises au hasard, des Observations
du pouls et de la température observées chez des
tuberculeux du service de M. le Dr Faisans :

SOIR		MATIN	
T. 37°7 .... P. 120		T. 37° .... P. 100	
38°2 116		37° 112	
38° 108		37°3 134	
38°2 120		37°5 100	
39°4 112		37°2 112	
T. 37°3 .... P. 108		T. 37°3 .... P. 88	
38°1 120		37°2 84	
38°1 108		37° 80	
38°2 96		37° 84	
38°4 112		37° 92	

Légère exception faite pour la dernière observation,

nous sommes loin, très loin même de l'échelle comparative de Spring. Mais ici encore nous allons invoquer
l'autorité du Dr Wilson. Pour lui également il n'y a,
chez les phimateux, aucune corrélation entre la température et le pouls. Il a souvent remarqué un pouls
rapide avec de basses températures, il signale même, à
titre d'exception, le cas inverse, mais d'une façon générale, il reconnaît que la pulsation artérielle n'a pas de
rapport normal avec l'hyperthermie.

Cette dernière est peu élevée dans toutes les moyen-
nes qu'il donne, aussi ses observations viennent-elles
corroborer les recherches faites par le Dr Bilhaut, sur
la température des tuberculeux. Après avoir passé
en revue les travaux de Louis, Andral, Grisolle, Wun-
derlich et Sydny-Ringer, le Dr Bilhaut conclut que
l'hyperthermie dans la bacillose ne dépasse généralement la normale que d'un degré ou d'un demi-degré.

Nous ne saurions mieux faire, dans cette argumen-
tation, que d'invoquer en notre faveur le témoignage
de M. le Dr Landouzy. Après une attrayante étude sur
la fièvre prétuberculeuse à forme typhoïde, M. Landouzy donne, entre autres conclusions :

1° La dissociation du pouls et de la température est
un fait presque normal ;

2° Le pouls est, à égalité de température, plus
élevé dans la typho-bacillose que dans la fièvre
typhoïde ;

3° Il reste, dans son élévation, sans parallélisme
avec la température.

Tels sont les faits que nous avions à signaler, et

tout en reconnaissant, avec Hardy et Béhier, que le pouls ne peut, en général, donner qu'une partie des indications recherchées et partant, ne jamais être un signe pathognomonique, accordons-lui, soit dans la tuberculose en général, ou bien dans les cas de typho-bacillose ou de chloro-anémie, les services qu'il peut rendre.

Aussi dirons-nous, en terminant ce chapitre, que le manque de rapport entre le pouls et la température est un fait saillant dans la tuberculose.

Il peut donner au clinicien des indications utiles, aussi bien au point de vue du diagnostic qu'en ce qui concerne le pronostic et la thérapeutique : il n'est donc pas à négliger.

De l'amplitude du Pouls et de l'état de la contractilité des parois artérielles dans la tuberculose.

Lorsque nous adoptions, dans nos considérations historiques, la classification de Monneret, sur la pathologie du pouls, nous faisions remarquer que, des quatre modifications de la diastole artérielle, deux n'avaient, en ce qui concerne notre étude, qu'une faible importance. Aussi croyons-nous préférable de réunir dans un même paragraphe, l'amplitude du Pouls et l'état de contractilité des parois artérielles chez les tuberculeux.

A la fréquence du pouls observée chez nos malades, pyrétiques ou apyrétiques, nous devons ajouter un autre fait clinique qui a trait au degré d'amplitude de la diastole artérielle : nous voulons parler de la petitesse de l'onde sanguine chez les phimateux.

Mais avant que de pouvoir affirmer que cette diminution de la diastole artérielle vient de l'affection bacillaire, examinons le cœur du malade. Son état général nous permet-il de soupçonner la dégénérescence graisseuse du cœur ? Rien d'étonnant alors que nous trouvions en même temps de la petitesse du pouls. La myocardite chronique pourrait aussi, la période d'excitation passée, nous permettre de constater la ténuité de l'onde sanguine. Le symptôme existera sûrement dans le cas de péricardite ; nous pourrions peut-être le trouver encore, associé à d'autres signes, dans l'insuffisance mitrale ou dans la dilatation du cœur droit. Mais faisons une réserve pour l'hypertrophie cardiaque liée à l'insuffisance aortique : nous trouverions alors le pouls de Corrigan.

Si après une percussion et une auscultation méthodiques, nous n'avons rien trouvé au cœur, force est pour nous d'admettre que cette petitesse est liée à la bacillose. Or, les pathologistes sont d'accord pour reconnaître que quand, dans un organisme, les forces s'affaiblissent et que, partant, la systole cardiaque a diminué, le pouls est petit. Tous aussi signalent l'adynamie du début de la tuberculose et la cachexie extrême dans laquelle tombent les tuberculeux. Nous avions constaté l'effet, c'est-à-dire la petitesse du pouls, nous en connaissons maintenant la cause, nous déduisons donc que le pouls des tuberculeux est généralement petit, par suite de l'adynamie et de la cachexie consécutive auxquelles presque aucun d'eux n'échappe.

Mais relatons à ce sujet un fait intéressant : Monneret et Lorrain ont signalé dans la chloro-anémie un pouls large et plein, celui-là même que Bordeu appelait Pouls supérieur ; comme il est très rare de trouver un pareil pouls dans la tuberculose, on pourrait tirer parti de cette amplitude exagérée dans un diagnostic différentiel, entre la chloro-anémie et la bacillose au début.

Reste à parler de la contractilité propre des parois artérielles : ce phénomène se caractérise dans la phimie par la faiblesse du pouls. Comment la définir d'une façon plus exacte au point de vue clinique ? Cette faiblesse se sent au toucher bien mieux qu'on ne peut la dépeindre. Elle est d'ailleurs si intimement liée à la petitesse qu'on ne pourrait, à moins de faire une étude didactique, l'en séparer.

Est-ce à dire pourtant, de par le tableau que nous venons de tracer de la petitesse et de la faiblesse de la diastole artérielle, que nous ayions le droit d'y attacher une grande importance ? Non, certes, car d'une part, ces symptômes ne sont pas particuliers à la seule tuberculose et que, d'un autre côté, il arrive fréquemment, en clinique, de se trouver auprès d'un phimateux, chez lequel on constate un pouls ample et fort.

Concluons donc que le ouls petit et faible, celui qu'on remarque le plus souvent chez les tuberculeux, peut nous donner d'utiles renseignements sur l'état de forces vitales et sur l'évolution de la maladie ; mais, disons-le de nouveau, on ne peut généralement pas lui accorder une grande valeur séméiologique.

Du ryfhme du Pouls chez les tuberculeux.

La dernière division de la gamme pathologique de Monneret, sur les modifications du pouls, nous amène à parler du rythme de la diastole artérielle chez les tuberculeux.

A la fréquence, à la petitesse et à la faiblesse de l'onde sanguine, signes cliniques que nous avons établi être les plus généralement observés dans la phtisie pulmonaire, nous devons en ajouter un quatrième : c'est la régularité. Chez presque tous les malades que nous avons pu observer, à quelque période de la maladie que nous les ayions surpris, l'artère radiale battait le même nombre de fois dans un temps donné.

Nous n'avons qu'une seule observation, à propos de laquelle nous puissions parler d'arythmie, c'est celle de M. le Dr D... Chez lui, en effet, symptôme signalé par le malade et confirmé depuis par M. le Dr Faisans, le pouls était, d'une façon presque constante, irrégulier et intermittent.

Est-ce à dire cependant que ce défaut de rythme du

cœur et des vaisseaux soit un phénomène très rare chez les phimateux ? Telle n'est pas l'opinion de certains auteurs : M. le professeur G. Sée, entre autres, signale l'arythmie cardiaque de la phtisie bacillaire à la période d'infiltration. Lorsque cette irrégularité vient s'ajouter à la dyspnée dont souffrent déjà les malades, elle est pour eux très pénible, surtout pendant la nuit.

D'ailleurs, ce phénomène de la pulsation artérielle, presque toujours régulière dans la phimie, n'est point celui auquel on devrait s'attendre *a priori*. N'est-ce pas, en effet, le pouls ralenti et irrégulier de la méningite tuberculeuse au début, cette irrégularité prolongée du Dr Richardson, qui vient donner la clef du diagnostic différentiel entre cette affection et la méningite aiguë simple ? Et puis n'avons-nous pas aussi, pour nous faire songer à l'irrégularité du pouls, l'assertion de Lasségue, sur les intermittences. Celles-ci sont, pour lui, sous la dépendance non pas d'un trouble organique du cœur, mais d'un désordre général et profond de la santé, continuant un état cachectique aigu temporaire. Elles peuvent apparaître aussi au début d'une maladie chronique grave, persister jusqu'à ce que l'affection soit déclarée et disparaître ensuite ; c'est ce qu'il appelait « l'élaboration mortuaire ».

Nous devrions donc trouver de l'arythmie cardiaque chez les tuberculeux au début de leur affection, alors qu'on trouve déjà chez eux de la fréquence du pouls sans température fébrile, ce qui nous les faisait appeler des tachycardiques permanents.

Quoi qu'il en soit de ces rapprochements faits pour

montrer que le pouls des phtmateux pourrait bien souvent être troublé dans son rythme, nous devons accepter les faits cliniques. Et nous le disons encore, dans la grande majorité des cas, l'artère radiale des tuberculeux est remarquable par sa régularité.

Ce symptôme est celui que l'on trouve chez les malades présentant des troubles d'ordre purement dynamique, car il est admis sans conteste qu'avec des lésions organiques concomitantes, nous trouverions, à une période de la maladie, des perturbations du côté du rythme cardiaque, phénomènes pathologiques liés, ainsi que l'enseigne M. le professeur Peter, à l'épuisement des nerfs et à la fatigue des muscles.

En résumant donc les études faites dans les précédents chapitres, nous dirons que le pouls, chez la plupart des tuberculeux, est fréquent, petit, faible et régulier. De ces différents signes, c'est certainement la fréquence qui, soit dans ses rapports avec la température ou la chloro-anémie, soit étudiée chez les tuberculeux sujets aux crises de tachycardie paroxystique, nous a donné le travail le plus attrayant.

De l'état du Cœur chez les Tuberculeux.

Avant que de faire la pathogénie des divers troubles qui ont fait le sujet des précédents chapitres, nous devons nous demander quel est l'état de l'organe central de la circulation dans ses rapports avec les différentes modalités que nous avons trouvées à l'examen clinique du pouls.

Ainsi que nous l'avons déjà dit, selon la lésion concomitante à la tuberculose pulmonaire, la diastole artérielle correspondante à la systole cardiaque pouvait subir des complications qui venaient accroître ou diminuer l'état pathologique créé déjà par la phtisie bacillaire des poumons. C'était dire que, conformément aux idées émises aujourd'hui par tous les pathologistes, nous n'acceptions plus l'ancienne opinion de Rokitansky, défendue par Pidoux, qui voulait qu'il y eut antagonisme entre les maladies du cœur et la tuberculose pulmonaire. Ajoutons, toutefois, que les deux lésions coexistantes ne sont pas un fait très commun, mais cela peut être, et on sait que le rétrécissement aortique prédispose à la tuberculisation du poumon.

Dans une Thèse récente, le Dr Caënnens, soutenant les idées de son maître, M. le Professeur R. Tripier admet l'identité d'origine des deux lésions, celles du poumon et celle du cœur qui sont l'une et l'autre de nature tuberculeuse, et il signale ce fait que non seulement les deux affections ne s'aggravent pas toutes les deux, mais tandis que l'une augmente d'intensité, l'autre s'atténue et peut même disparaître.

Un phénomène très souvent observé par les pathologistes, c'est l'atrophie cardiaque des tuberculeux.

Déjà Laënnec avait signalé, dans ses autopsies, la petitesse et la fermeté du cœur chez beaucoup de phimiques. Louis n'a trouvé, dans ses recherches, que trois fois une augmentation manifeste du cœur, augmentation faite aux dépens du ventricule gauche ; quelquefois il l'a trouvé flasque, mais jamais les tubercules ne se sont montrés dans le myocarde. Bouilland, Portal et Grisolle considéraient la phtisie comme l'affection la plus apte à produire l'atrophie cardiaque, et de nos jjours les Drs Gourant et Constantin Paul se rangent à cette opinion.

Andral est un des premiers à avoir insisté sur l'hypertrophie des parois du ventricule droit avec dilatation des cavités du même côté, fait admis par Sénac et Portal, et confirmé par M. le Professeur Jaccoud, qui a insisté sur l'insuffisance tricuspide pouvant intervenir dans ces cas.

Rokitanski, de son côté, a décrit la dégénérescence graisseuse du cœur, étudiée par Louis, Paget, Quain et plus récemment par MM. les Professeurs Cornil, Ranvier et Peter.

Signalons encore les péricardites étudiées par Barthez et Constantin Paul, mais insistons, ainsi que le faisait le Dr Pont, sur ces deux faits, à savoir que le cœur des tuberculeux est surtout atrophié ou atteint de dégénérescence graisseuse.

Mais ces lésions n'arrivent qu'à une période avancée de la maladie, aussi serons-nous forcés de demander à la pathogénie l'explication de cette exagération de l'activité cardiaque remarquée dès les débuts de l'affection bacillaire et caractérisée par les divers phénomènes décrits à propos de la fréquence du pouls.

PATHOGÉNIE

Il n'est pas de Traité sur la Tuberculose qui, parlant de la pathogénie, des palpitations et de l'éréthisme cardiaque, ne cite comme causes principales le nervosisme et l'anémie. Nous avons dit aussi, dans un précédent chapitre, que M. le Dr A. Rigal, pour expliquer la fréquence du pouls sans corrélation avec la température, faisait intervenir l'action de certains poisons morbides élaborés dans l'organisme par l'appareil nerveux du cœur. Si nous considérons encore que les crises de tachycardie paroxystique peuvent aussi avoir leur pathogénie, nous voyons qu'on peut établir quatre grandes divisions parmi les causes capables de produire chez les phimateux les troubles qui ont fait le sujet de notre thèse.

En ce qui concerne le nervosisme, beaucoup d'auteurs considèrent l'éréthisme cardiaque de la phtisie pulmonaire comme un phénomène d'ordre réflexe caractérisé surtout par une excitation des nerfs accélérateurs. Cette excitation est transmise aux ganglions cardiaques par voie du grand sympathique. Ou bien

3.

encore ils admettent la diminution d'activité du pneumogastrique. Ozanam, de son côté, explique les palpitations des tuberculeux par l'atrophie marquée de l'origine du nerf vague, atrophie qu'il a trouvée plusieurs fois dans ses autopsies.

En ce qui concerne l'anémie, d'aucuns admettent les palpitations en répétant cet aphorisme des anciens : « *sanguis moderator nervorum* ». La chloro-anémie tuberculeuse existe, en effet, tout au début de la maladie : elle a été bien mise en lumière par Andral et Gavaret qui, dans leur *Étude chimique du sang des tuberculeux,* ont signalé une augmentation de la fibrine en même temps qu'une diminution notable des globules rouges.

Vient ensuite l'hypothèse du Dr A. Rigal : celui-ci, pour interpréter la fréquence du pouls sans corrélation avec la température, fait intervenir l'excitabilité propre de l'appareil nerveux du cœur et une sensibilité spéciale de cet appareil à l'action de certains poisons toxiques. Il est certain que les bacilles de Koch produisent, eux aussi, des toxines, et l'explication du Dr Rigal peut fort bien s'appliquer à la Tuberculose ; reste cependant à faire la démonstration expérimentale du fait pour qu'il puisse être, dans le cas particulier, complétement admis.

Nous arrivons aux crises de tachycardie : deux théories sont ici en présence qui peuvent expliquer la tachycardie permanente et les crises de tachycardie paroxystique. Pour la première, le Dr Larcena fait intervenir la dénutrition et la débilité de l'organisme (ce qui se rattache, en somme, à la chloro-anémie).

Quant aux crises de tachycardie paroxystique, M.. le Dr Merklen a cité, pour la coqueluche, des crises survenues par suite de la compression du nerf vague : cette compression était due à l'adénopathie trachéo-bronchique. Or, nous savons, depuis les autopsies d'Andral, que cette adénopathie est assez fréquente dans la phtisie pulmonaire : Andral l'a vue exister sans tubercules dans les poumons. Il est donc très plausible d'admettre que la même cause, dans la coqueluche et la phtisie pulmonaire, produise les mêmes effets.

Aussi, conclurons-nous que des facteurs différents peuvent agir séparément ou associés entre eux pour amener des troubles dynamiques de la circulation dans la tuberculose. Mais on doit de plus, pour comprendre des degrés divers dans les troubles, ou bien encore des désordres différents, compter avec l'état antérieur, l'âge, le sexe, en un mot la constitution de chaque malade atteint de cette affection.

TRAITEMENT

Quel traitement instituer chez les tuberculeux sujets à ces désordres circulatoires ? S'ils sont à la période de début, on doit commencer par le « *primo non nocere* », autrement dit, établir sûrement le diagnostic pour éviter de leur prescrire des préparations martiales. Une lésion organique du cœur concomitante sera traitée avec la médication propre à l'entité morbide dont le malade est atteint.

Quant aux médicaments actifs capables d'atténuer ces crises douloureuses, citons, parmi eux, les injections de morphine, l'éther administré à l'intérieur ou bien encore en pulvérisations sur la région précordiale, les bromures, l'hydrate de chloral.

Enfin, si le malade est par trop sujet aux crises de tachycardie et qu'il y ait chez lui menace d'asystolie, il peut tirer profit de l'administration du champagne frappé, de la caféine et de la digitale sous ses différentes formes.

CONCLUSIONS

Le pouls, chez la majorité des tuberculeux apyrétiques, est remarquable par sa fréquence, sa petitesse, sa faiblesse et sa régularité.

Indépendamment de cette fréquence (tachycardie permanente), on trouve encore chez ces tuberculeux des crises de tachycardie paroxystique analogues aux crises de tachycardie paroxystique essentielle.

Chez les tuberculeux pyrétiques, la dissociation du pouls et de la température est aussi un fait généralement observé.

Toujours bien au-dessus de la normale, la fréquence du pouls peut donner d'utiles indications dans le diagnostic différentiel entre la tuberculose au début et la chloro-anémie, ou encore renseigner sur la marche de la maladie et sur le pronostic.

Les autres signes tirés du pouls n'ont, par eux-mêmes, aucun caractère important.

OBSERVATIONS

OBSERVATION I.
(TRAUBE. *Citée dans Prœbsting.)*

Ouvrier de 65 ans, atteint de phtisie pulmonaire. S'assied sur son lit pour permettre l'examen de la poitrine. Il est pris de défaillance et aussitôt on constate le pouls battant 168 pulsations à la minute, régulier, à peine sensible. Respiration, 26. Bruits du cœur parfaitement égaux. Le soir, 172 pulsations. Le lendemain matin, 80. Onze jours après, on relève le malade pour l'ausculter, le pouls monte de nouveau à 149. Mort peu après.

A l'autopsie, atrophie et dilatation du muscle cardiaque.

OBSERVATION II.
(Due à l'obligeance de M. le Dr FOULLIARON.)

M. X..., 37 ans, marchand de vins.

Tuberculeux depuis 1883, époque à laquelle il fait appeler M. le Dr Foulliaron. Le malade a des signes certains de tuberculose pulmonaire, mais rien au cœur, pas de palpitations, pas de souffle : il peut vaquer à ses occupations, n'a pas de température fébrile.

En 1885, il est pris d'un accès de tachycardie : M. le Dr Faisans est appelé en consultation. La phtisie évolue normalement, le malade n'est pas fatigué par ses digestions, il peut continuer son commerce. Mais au moment des crises, qui surviennent alors tous les deux mois, il suffoque, son cœur bat avec une violence extrême, le pouls est incomptable, il dépasse sûrement 200 pulsations. Pas d'oligurie, pas d'albumine dans les urines, pas de menace d'asystolie : les crises durent de une à quatre heures.

A partir de 1888, elles se répètent plus souvent, en même temps que la lésion du poumon paraît demeurer stationnaire, elles ont toujours les mêmes caractères d'intensité et de durée.

On a essayé tous les médicaments capables d'atténuer ces accès : les injections de morphine, l'éther, le chloral, les bromures, le sulfate de spartéine, le champagne frappé ; aucun d'eux n'a amené une amélioration bien appréciable.

Actuellement (novembre 92), le malade, après un séjour aux bains de mer, paraît moins fatigué du côté du cœur, mais la lésion pulmonaire est en progression.

ОBSERVATION III *(Du malade lui-même)*.

Pas d'antécédents héréditaires tuberculeux.

Très bonne santé antérieure. En 1881, après avoir fini ses études, il est pris de douleurs subites simulant l'angine de poitrine ; accélération énorme des battements du cœur, pouls très fréquent et filiforme, douleur précordiale s'irradiant sur tout le plastron thoracique.

M. le Professeur Grancher diagnostique une hépatisation du sommet droit, rien d'organique au cœur. Depuis les premières crises, production d'arythmie cardiaque et d'intermittences qui se retrouvent au pouls. Les crises durent une heure au maximum, elles se renouvellent tous les mois, pas d'anurie ni de menace d'asystolie, pas de fièvre.

En 1889, le malade est atteint de la grippe avec action très marquée au cœur. En 1892, son état est stationnaire.

— 40 —

Observation IV (*Personnelle*).

Mme T..., 50 ans, rentière.

Rien dans ses antécédents héréditaires ou personnels.

En 1873, à la suite de couches, la malade commence à tousser et est sujette à de légères palpitations.

En 1885, M. le Dr Dubroca examine la malade, elle tousse toujours, la respiration est faible dans une grande partie du poumon droit, mais on n'entend pas de râles, rien d'organique au cœur : Mme T... n'a jamais de fièvre.

Il y a trois mois, étant à la campagne, la malade est prise d'une crise subite de tachycardie : les battements du cœur sont violents ; le pouls, faible et filiforme, dépasse 200 pulsations. A l'auscultation, diminution du murmure vésiculaire dans les trois quarts inférieurs du poumon droit, souffle intense au sommet, quelques légers râles un peu au dedans de l'angle inférieur de l'omoplate. Le côté gauche laisse entendre aussi une respiration affaiblie, du souffle au sommet, ce qui, pour M. le Dr Faisans, fait songer de plus en plus à la tuberculose.

En octobre 1892, les crises de tachycardie se renouvellent tous les deux jours. Les battements du cœur sont tellement forts qu'au dire du fils, au moment des accès, le lit paraît participer au tremblement qui agite la malade.

Le 5 novembre, œdème des jambes, oligurie, et marche très rapide vers l'asystolie.

Observation V (*Personnelle*).

Homme, 36 ans, garçon de magasin.

Père et mère morts de tuberculose, un frère et une sœur morts de tuberculose également, entre 16 et 25 ans.

A toujours été bien portant jusqu'à 20 ans. Tousseur depuis 25, a eu plusieurs poussées de tuberculose qui ont cédé à un traitement léger ; n'a jamais rien éprouvé du côté du cœur, pas de souffle organique ; ne s'est pas aperçu d'avoir de la fièvre.

Le malade a eu, il y a cinq mois, de légères hémoptysies ; l'auscultation permet de constater des lésions non douteuses de ramollissement plus marquées à gauche.

Antérieurement aux hémoptysies, le malade a éprouvé des crises violentes de palpitations qui ont continué depuis : à ces moments, il étouffe, les battements du cœur sont intenses ; le pouls, petit et faible, donne 140 pulsations. Il n'y a pas chez lui de menace d'asystolie, pas d'oligurie, le pouls reste toujours fréquent et régulier, sans température fébrile.

Actuellement, les lésions bacillaires augmentent, le malade souffre moins du côté du cœur.

Observation VI (Résumée).

(Due à l'obligeance de M. G. Milian, Interne à l'Hôpital
civil de Versailles.)

G..., 20 ans, clerc d'avoué, salle Saint-Louis, n° 31.

Malade depuis onze mois ; tousseur, hémoptysies fréquentes, sueurs profuses, nuits agitées. Lésions bacillaires certaines des deux sommets, rien d'organique au cœur.

Le malade dit que, quelques mois après avoir commencé à tousser, il a senti, pendant la nuit, son cœur battre avec une extrême violence : il suffoquait. Depuis lors, ces battements reviennent très fréquemment et s'exagèrent aux moindres mouvements du malade. Son pouls, petit, faible, régulier, est en permanence au-dessus de 135 pulsations.

La température moyenne oscille entre 37 le matin et 37,5 à 38 le soir.

Le 28 octobre, les lésions se sont étendues, les battements du cœur sont plus fréquents et plus intenses, la digitale, la viratrine n'ont produit aucune amélioration.

Observation VII (*Personnelle*).

Journalière, 33 ans. Salle Cruveilhier, n° 9.

Père et mère morts accidentellement. Trois sœurs vivantes et ne toussant pas, deux frères morts, un autre vivant.

A commené à tousser il y a deux ans, mais a maigri beaucoup depuis dix mois. Ses forces ont diminué, et, depuis un mois, elle marche difficilement : elle est très essoufflée, ses jambes sont œdématiées.

Lésions certaines de tuberculose à la période de ramollissement, rien d'organique au cœur.

Depuis trois mois, la malade souffre de crises de tachycardie qui la fatiguent beaucoup. Le 9 novembre, les crises sont très fréquentes, la malade a de l'orthopnée, l'inspection de la région précordiale permet de constater la force et la fréquence des battements cardiaques.

Le pouls, petit, faible, régulier, donne 150 pulsations en moyenne.

Température : 37 le matin, 37,5 le soir.

Observation VIII (*Personnelle*).

Femme, 18 ans. Salle Cruveilhier.

Mère morte de tuberculose, frère et sœur bien portants.

Malade depuis deux ans : bonne santé antérieure.

Infiltration manifeste des deux sommets avec tout le syndrôme pathologique de son affection ; aucune lésion organique au cœur.

La malade dit ne jamais souffrir de son cœur, elle a de la tachycardie permanente. Pouls toujours au-dessus de 120 pulsations, petit, faible, régulier. Légère température fébrile le soir.

OBSERVATION IX (*Personnelle*).

Femme, 36 ans, mariée. Salle Cruveilhier, n° 12.

A eu cinq enfants, dont un mort de coxalgie. La malade tousse depuis un an, a de la raucité de la voix depuis cinq mois.

Il y a trois mois, elle a été prise de point de côté gauche et de douleurs sciatiques. L'auscultation dévoile des signes de phtisie pulmonaire à la période d'infiltration ; rien d'anormal au cœur. La malade se plaint d'être sujette, tous les cinq à six jours, à des crises de palpitations qui lui durent dix minutes à trois quarts d'heure : elle suffoque, pâlit, son cœur bat fortement, le pouls est petit, faible, régulier avec 140 pulsations au moment des crises ; 100 à 120 en moyenne. Peu ou pas de température fébrile.

BIBLIOGRAPHIE

Morgagni. — Lettres. 1724.

Landré-Beauvais. — Séméiologie générale. 1809

Double. — Des signes des maladies. 1817.

Laennec. — Auscultation médiate. 1821.

Andral. — Clinique médicale. 1834.

Louis. — Recherches sur la Phtisie. 1843.

Grisolle. — Pathologie interne. 1844.

Hardy et Béhier. — Pathologie interne. 1846-1855.

Rilliet. — De la Chlorose simulant la Phtisie. Société des Hôpitaux, 1855.

Monneret. — Pathologie générale. 1861.

Andral et Gavarret. — Etude chimique du sang chez les tuberculeux. 1863.

Aufraun. — De la valeur diagnostique et pronostique de la température et du pouls dans les maladies. Thèse Paris, 1868.

Pillet. — Etudes cliniques sur la température, le pouls et la respiration. Thèse Strasbourg, 1869.

Lorain. — Le pouls, ses variations et ses formes dans les maladies. 1870.

Fox Wilson. — Analysis of obs on the temperature, pulse and

respiration in Phtisis and Acute tuberculisation of the Lung. Méd. chir. Transaction. 1873.

LEBERT. — Maladies scrofuleuses. 1874.

HAHN. — Complications du côté du système nerveux dans la Phtisie. Paris, thèse 1874.

BILHAUT. — Température dans la Phtisie. Thèse Paris, 1874.

BEAUNIS et BOUCHARD. — Physiologie du pouls. 1879.

G. SÉE. — Maladies du cœur. 1879.

JACCOUD. — Dictionnaire. Pouls. Cœur. Circulation. Phtisie.

DECHAMBRE. — Dictionnaire. Pouls. Cœur. Circulation. Phtisie.

HÉRARD, CORNIL et HANOT. — Phtisie pulmonaire. 1882.

PETER. — Maladies du cœur. 1883.

LASSÈGUE. — Etudes médicales. 1884.

G. SÉE. — Phtisie bacillaire du poumon. 1884.

OZANAM. — Le pouls. 1884.

HÉNOCH. — Etudes cliniques sur les maladies des enfants. 1885.

CONSTANTIN PAUL. — Maladies du cœur. 1887.

PERLY-RIDD. — The association of pulmonary tuberculosis with disease of the heart. St Barth. Hop. Reports. 1887.

PERSILLARD. — Essai de diagnostic différentiel entre la chlorose et les maladies qui peuvent la simuler. Thèse Paris, 1887.

BOUVERET. — Tachycardie paroxystique essentielle. 1889.

FROENTZEL. — Charite Annalen. 1889.

GRANCHER. — Tuberculose et auscultation. 1890.

SANSON. — The rapid heart. Lancet, 1890.

H. HUCHARD. — Tachycardie paroxystique. Rev. cliniq. et chir., 1890.

DEBOVE et BOULAY. — Tachycardie paroxystique essentielle. Soc. méd. Hop., 1890.

Faisans. — Tachycardie paroxystique essentielle. Soc. méd. Hop., 1890.

Pont. — Quelques considérations sur le cœur des tuberculeux et des cancéreux. Thèse Montpellier, 1890.

Landouzy. — Fièvre prétuberculeuse à forme typhoïde. Sem. méd., 1891.

Castaing. — De la tachycardie paroxystique essentielle. Thèse Paris, 1891.

Janicot. — Tachycardie essentielle. Modalités cliniques. Thèse Paris, 1891.

Larcena. — Des tachycardies. Thèse Paris, 1892.

Lannois. — Coexistence de lésions cardiaques anciennes et de tuberculose pulmonaire aiguë. Revue de méd., 1892.

Paris. — Imp. de la Faculté de Médecine, Henri Jouve, 15, rue Racine.

133

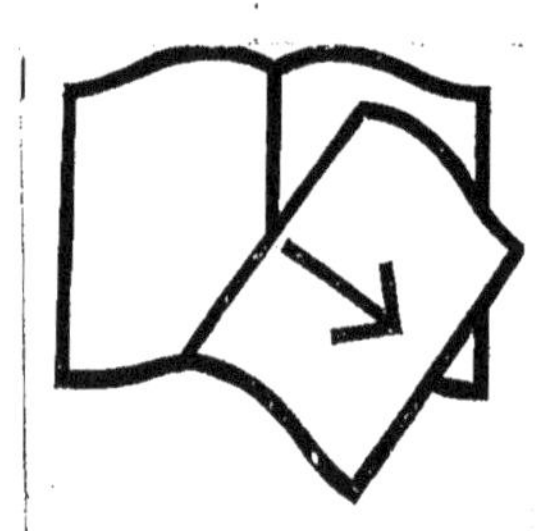

Documents manquants (pages, cahiers...)
NF Z 43-120-13